AF586470

DES

OFFICIERS DE SANTÉ

ET

DES JURYS MÉDICAUX.

PARIS. — IMPRIMERIE DE FÉLIX LOCQUIN,
RUE NOTRE-DAME-DES-VICTOIRES, N° 16.

DES

OFFICIERS DE SANTÉ

ET

DES JURYS MÉDICAUX

CHARGÉS DE LEUR RÉCEPTION;

PAR M. LE BARON **RICHERAND**,
Président du jury médical du département de la Seine.

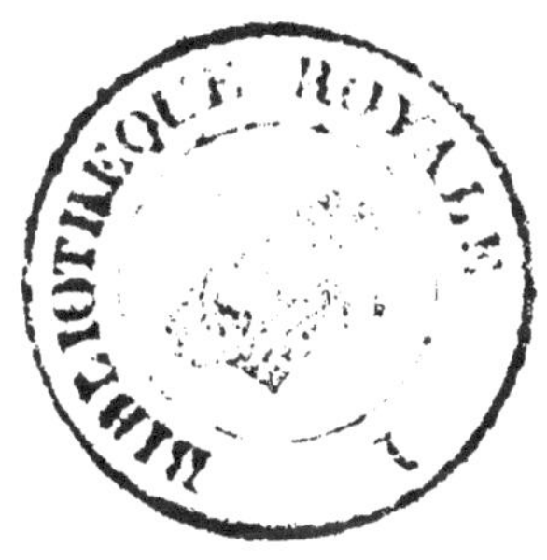

« Qu'ajouterait à mon savoir
le vain titre de docteur? »
Page 16.

PARIS
BÉCHET JEUNE,
LIBRAIRE DE LA FACULTÉ DE MÉDECINE,
RUE DE L'ÉCOLE-DE-MÉDECINE, N. 4.
1834

AVERTISSEMENT.

Les officiers de santé, et les jurys médicaux chargés de leur réception, ont été récemment l'objet des déclamations les plus injurieuses et des assertions les plus erronées. L'auteur de cet écrit s'est proposé de réfuter ces erreurs, et d'examiner diverses questions relatives à l'exercice ainsi qu'à l'enseignement de la médecine.

DES

OFFICIERS DE SANTÉ

ET

DES JURYS MÉDICAUX

CHARGÉS DE LEUR RÉCEPTION.

Il y a trente années qu'un gouvernement réparateur, né de l'excès de nos misères, après avoir réorganisé les diverses parties du service public, descendant aux objets d'une importance secondaire, crut devoir régler par la loi du 10 mai 1803 (19 ventôse an XI) la plupart des choses relatives à l'exercice de la médecine.

Œuvre durable d'un pouvoir fort et sage, cette loi mettait un terme à l'état de confusion et de désordre dans lequel une longue anarchie avait précipité l'art de guérir. Faite à une époque où la raison et l'expérience prévalaient enfin sur ces utopies chimériques qui, durant dix années, avaient abusé la France, la loi du 19 ventôse an XI instituait deux ordres de médecins, entre lesquels la principale différence consistait en ce que ceux du second ordre, désignés par le titre d'officiers de santé, étaient astreints à des études moins dispendieuses.

Par ce moyen, l'étude et l'exercice de la médecine demeuraient accessibles, comme par le passé, aux hommes peu favorisés de la fortune : les pauvres conservaient la possibilité de recevoir à peu de frais les secours de l'art, exercé par des hommes instruits à l'aide d'une éducation moins coûteuse. Des jurys médicaux, composés de l'élite des médecins et des chirurgiens, furent établis dans chaque département, pour constater la capacité des aspirans au titre d'officier de santé, en leur faisant subir trois examens sur toutes les connaissances nécessaires à celui qui veut se rendre utile aux hommes dans le traitement des maladies.

Malheureusement l'article 23 de la loi du 19 ventôse admit dans cette classe nouvelle de praticiens, tout individu qui, depuis trois années, se livrait à l'exercice de la médecine, pourvu qu'un certificat délivré par trois notables de sa commune, attestât la notoriété de cet exercice. On voit de suite quelle foule énorme d'ignorans dut faire irruption dans la médecine à la faveur de cette disposition, et comment naquit le préjugé qui, perpétué jusqu'à nos jours, frappe d'une réprobation injuste la classe tout entière des officiers de santé. Vainement la mort a moissonné la presque totalité des individus qui, déjà âgés pour la plupart, furent admis, il y a plus de trente années, à jouir du bénéfice de l'art. 23 (1),

---

(1) *Titre IV. Art.* 23 *de la loi du* 19 *ventôse an XI, relative à l'exercice de la médecine* (10 *mars* 1803).

« Les médecins ou chirurgiens établis depuis la sup-
» pression des universités, facultés, colléges et commu-
» nautés, sans avoir pu se faire recevoir, et qui exercent
» depuis trois ans (1), se muniront d'un certificat délivré
» par les sous-préfets de leurs arrondissemens, sur l'attes-
» tation du maire et de deux notables des communes où
» ils résident, aux choix des sous-préfets : le certificat qui
» constatera qu'ils pratiquent leur art depuis l'époque in-
» diquée, leur tiendra lieu de diplôme d'officier de santé;
» ils le présenteront dans le délai de trois mois au tribu-

(1) Il y avait dix ans que cette suppression avait eu lieu; elle datait de 1793, et la loi est de 1803.

le préjugé défavorable aux officiers de santé subsiste dans toute sa force; les accusations dont ils sont l'objet deviennent chaque jour plus animées et plus nombreuses, bien que chaque jour elles deviennent moins fondées. Il ne faut cependant qu'une médiocre sagacité pour voir à quelles causes on doit attribuer ce dénigrement presque universel.

S'il est un fait incontestable, c'est que, depuis environ un demi-siècle, les hommes qui se vouent à l'exercice des professions libérales, industrielles, ou même aux arts mécaniques, se multiplient dans une progression toujours croissante, quoique dès long-temps leur nombre ait dépassé ce que réclament les besoins de la société. Ce n'est point au profit de l'agriculture

» nal de leur arrondissement et au bureau de leur sous-
» préfecture.

» Les dispositions de cet article seront applicables aux
» individus mentionnés dans les articles 10 et 11 (1), et
» même à ceux qui n'étant employés ni en chef, ni en
» première classe aux armées de terre et de mer, et ayant
» exercé depuis trois ans, ne voudraient pas prendre le
» titre et le diplôme de docteur en médecine ou en chi-
» rurgie. »

(1) C'étaient les médecins et les chirurgiens qui, ayant étudié avant la suppression des universités, facultés et colléges de médecine, n'avaient pu subir d'examen par l'effet de cette suppression.

que, depuis un demi-siècle, la population a pris de notables accroissemens. Comme si l'homme voulait se soustraire au décret rigoureux qui le condamne à se courber vers la terre pour en arracher sa subsistance, on le voit de toutes parts déserter les travaux des champs, pour embrasser des professions moins pénibles. C'est principalement en vertu de ce mouvement général que Napoléon, à Sainte-Hélène, appelait le mouvement ascendant et dont il se vantait d'être l'auteur, que le nombre des médecins a presque triplé depuis environ un demi-siècle, bien que l'accroissement de la population, durant cet espace de temps, ne soit que d'environ un sixième.

Cette excessive multiplication des hommes voués à l'exercice de l'art de guérir, est un fait hors de doute pour certaines localités. Trois années avant la révolution, en 1786, pour une population qui n'était pas de beaucoup inférieure à la population actuelle, Paris avait moins de quatre cents médecins appartenant à deux corporations rivales, la Faculté de médecine, et le Collége de *chirurgie*: la première, composée de 158 docteurs, et le second de 187 maîtres (1). Aujourd'hui leur

(1) *Almanach royal pour* 1786, p. 487 et suiv., 627 et suivantes.

nombre s'élève à près de douze cents, et peut-être n'est guère inférieur à seize cents, si l'on tient compte de cette multitude d'officiers de santé que, par courtoisie, on appelle docteurs, et qui, pour échapper à un préjugé défavorable, ne s'inscrivent sur aucune liste officielle. Ajoutons à cette masse énorme les individus exerçant sans titre, à la faveur du régime de la liberté, si favorable aux charlatans, comme le prouve depuis long-temps l'exemple de l'Angleterre, et ces myriades de sage-femmes, dont le nombre augmente chaque année dans une telle progression (1), qu'il est impossible de croire que cette foule d'accoucheuses se destine exclusivement au culte de la chaste Lucine, surtout pour qui sait qu'à Paris l'art des accouchemens est surtout exercé par des hommes, même dans les classes les plus inférieures.

Il ne faut donc pas s'étonner que pour les trois quarts au moins des médecins de la capitale, l'art de guérir soit absolument improductif, et que, se méprenant sur la véritable cause de leur détresse, ces médecins s'agitent avec anxiété, s'imaginant que la suppression des officiers de santé les tirerait infailliblement d'une situation si pénible. La

---

(1) Le jury médical de la Seine en reçoit *gratuitement* soixante environ, chaque année, pour Paris et la banlieue.

condition des médecins dans les principales villes du royaume et dans la plupart des départemens de la France, diffère peu de celle des médecins de la capitale, et partout les mêmes effets sont produits par une cause semblable. Il suffirait de la moindre réflexion pour leur faire sentir que l'exercice de la médecine, fût-il interdit aux officiers de santé, chose impossible, puisqu'ils ont embrassé leur profession sous la foi de la législation actuelle, le nombre des docteurs est tel que la position du plus grand nombre ne se trouverait point encore notablement améliorée. Un seul moyen serait capable de les tirer de cette situation fâcheuse, et même son action n'aurait lieu que dans l'avenir. Je veux parler de la limitation impraticable du nombre des médecins, limitation que plusieurs de nos confrères appellent de leurs vœux irréfléchis, s'assimilant à tort aux agens de change, aux notaires, aux avoués, etc., dont le nombre est fixé par les lois existantes.

Tout homme qui ne s'arrête point à la surface des choses peut donc voir aisément d'où proviennent ces déclamations outrées, ces plaintes banales dont les officiers de santé sont l'objet. La voix de l'intérêt a pris la place de la vérité dans la bouche des docteurs, dont l'industrie devient chaque jour moins lucrative. Il est si commode d'ailleurs d'avoir un thème tout fait pour déprécier ses rivaux, et si naturel d'imaginer qu'il suffirait d'en être débarrassé, pour voir notre destinée devenir meilleure!!!

Les officiers de santé manquent, dit-on, d'une instruction suffisante; il faut donc se hâter de rapporter la loi qui leur confie la santé et la vie des hommes. Mais si l'on excepte l'étude préliminaire des langues anciennes et des belles-lettres, il n'est rien d'essentiel qu'on exige d'un docteur, sur quoi ne soit également interrogé l'officier de santé; et si des examinateurs, parfois trop indulgens, admettent dans cette classe de médecins des personnes peu capables, la même facilité n'a-t-elle pas été reprochée à tort ou à raison aux Facultés dans la réception des docteurs? Fort d'une expérience de plus de vingt années, j'affirme que, sur plus de mille officiers de santé reçus durant ce laps de temps par le jury médical du département de la Seine, aucun n'est inférieur, sous le rapport des connaissances anatomiques, cette partie essentielle et fondamentale de toute instruction médicale, aux docteurs sortis de l'école de médecine de Montpellier; et, sans crainte de tomber dans l'exagération, je porte à l'auteur injurieux du rapport relatif à la police médicale, présenté à l'Académie royale de médecine, le défi solennel de répondre à trois questions d'anatomie vulgaire que je suis dans l'habitude de proposer aux officiers de santé. Je lui adresserais publiquement ces questions dans le sein de l'Académie, me soumettant à résoudre sur-le-champ toute question d'anatomie que les détracteurs des officiers de santé ou tout autre individu auraient le droit de m'adresser.

On m'objectera peut-être que parmi les jurys médicaux, celui du département de la Seine forme comme une sorte d'exception, un très-grand nombre de médecins qui se destinent à pratiquer leur art hors du royaume, s'y présentant aux examens destinés à constater leur capacité; mais cela explique seulement pourquoi nos honorables collègues, messieurs les membres des jurys médicaux des départemens, dont aucun, sans doute, ne nous est inférieur pour le zèle et les lumières, ayant à examiner des candidats moins instruits en général, sont forcés à des actes de sévérité plus nombreux, et prononcent plus de renvois.

Les aspirans au titre d'officier de santé ont plus d'une fois étonné leurs examinateurs par l'étendue et la variété de leurs connaissances; et dût cette digression paraître un hors-d'œuvre, je ne puis résister au plaisir de rapporter à ce sujet une anecdote assez récente. Surpris qu'un candidat d'une haute capacité bornât son ambition au titre modeste d'officier de santé, pouvant subir avec distinction toutes les épreuves du doctorat, je ne pus m'empêcher de lui en témoigner mon étonnement partagé par l'auditoire. Alors cet homme si remarquable nous apprit qu'il se destinait à pratiquer la médecine dans l'Indostan; qu'incessamment il partait pour les bords du Gange, où sa qualité d'Anglais favoriserait son admission. Là, dit-il, il me suffira pour obtenir la confiance de la mériter, et qu'un diplôme atteste que j'ai puisé mon instruction en France, au sein de la célèbre école qui fleurit sur les bords de la Seine. Qu'ajouterait à mon savoir le vain titre de docteur? Pourquoi prolongerais-je, pour l'obtenir, un séjour coûteux et des études dispendieuses?

Y a-t-il en ce moment plus d'avantages que d'inconvéniens à supprimer la classe des officiers de santé? Telle est la question adressée à toutes les corporations médicales, et sur laquelle un ministre éclairé provoque de la part des médecins un avis qui ne peut être désintéressé. Les deux Facultés de médecine de Montpellier et de Strasbourg, consultées à ce sujet, se sont prononcées, il y a déjà long-temps, sur la nécessité de conserver des médecins de deux ordres. Interrogées de nouveau, elles ont persisté dans le même avis(1). La Faculté

(1) J'apprends à l'instant que le dernier avis de la Faculté de Montpellier est contraire à celui qu'elle avait donné en 1826.

de médecine de Paris est à peu près également partagée sur cette question importante. Cependant la majorité de ses membres a pensé que dans le moment actuel le nombre des docteurs croissant chaque année, et tendant à s'élever au-delà de ce qu'exigent les besoins de la population, on pourrait, sans de graves inconvéniens, supprimer la classe des officiers de santé ; bien entendu que la loi à intervenir n'aurait aucun effet rétroactif, et, pour ne point manquer à la foi promise, statuerait que les individus qui ont commencé les études d'officier de santé pourraient, durant trois années, en acquérir le titre, sans que rien fût changé dans le mode actuel de leur réception. Faire autrement, serait en effet une horrible injustice envers ceux qui se trouvent engagés dans cette carrière sous la foi de la législation existante : ce serait peut-être donner créance à des déclamations banales et injurieuses, et imprimer une sorte de flétrissure sur une classe tout entière d'hommes estimables, poursuivis par des calomnies intéressées.

Il y a bien loin de cette marche prudente, de cette sage réserve, à la mesure brusque, soudaine et vraiment révolutionnaire proposée par l'académie royale de médecine, demandant que les jurys médicaux créés par la loi du 19 ventôse an XI et les officiers de santé soient *immédiatement* supprimés. Mais qui ne sait que cette société, instituée en 1819, a, par une sorte de révolution intérieure, changé les bases de son organisation primitive, et que, formée de quelques centaines de personnes qui se connaissent à peine, elle ne peut, sans confusion, délibérer en commun; au point qu'il suffit d'un académicien disert pour entraîner les suffrages de l'assemblée, quelle que soit d'ailleurs la valeur individuelle des hommes qui la composent?

Il fut question, en 1826, de reviser la législation relative aux officiers de santé; le ministère et les deux Chambres élaborèrent péniblement un projet de loi dont les dispositions, longuement discutées, finirent par devenir et furent reconnues inexécutables, au point que le gouvernement se résolut à l'abandonner. La conservation d'une seconde classe de médecins parut à tous également indispensable : seulement la commission de la Chambre des Pairs, ayant M. le comte Chaptal pour rapporteur, proposa de remplacer les officiers de santé par des licenciés en médecine, ce qui était, comme l'observa l'illustre Cuvier (1), remplissant en cette circonstance les

(1) Ce géant de la science, près de la tombe du quel s'agitent des Pygmées; cet homme éminent dont la mémoire a naguère été si dignement célébrée par

fonctions de commissaire du roi, changer le mot en conservant la chose.

---

mon éloquent confrère M. Pariset, a traité la question qui nous occupe, avec cette élévation de vues, cette exactitude de détails et cette parfaite lucidité d'expressions, qui lui étaient habituelles, qualités dont la réunion caractérise, selon nous, les esprits supérieurs. Pour en donner la preuve, j'enrichirai ce travail d'un morceau en quelque sorte inédit; il est tiré du discours prononcé par M. le baron Cuvier à la chambre des pairs dans sa séance du 2 mai 1826.

« On a dit que les écoles secondaires produisaient des » demi-médecins pour soigner les demi-malades des cam- » pagnes. Le mot est plaisant; mais l'idée en est plus » juste que ne le croyait celui qui l'a proféré, et nous » acceptons la proposition dans son intégralité. Nos élè- » ves n'auront ni le savoir varié ni le langage spirituel et » élégant des docteurs des villes; ils ne traiteront pas » ces maladies fugaces, multiformes, des riches, les maux » de nerfs des femmes délicates, ni cette souffrance des » hommes disgraciés qu'un ministre philosophe appe- » lait l'ambition rentrée; mais ils n'auront pas besoin de » les traiter; elles ne se présenteront point à eux; ce » seront des hommes modestes; parlant le langage de » ceux à qui ils auront à porter des secours; ayant » une pratique solide, sachant distinguer les maladies » simples, qui sont ordinaires aux gens de la campagne, » et y appliquer à l'instant les remèdes simples qui leur » conviennent; car même pour les maladies chroniques, » on aura le temps de réclamer les conseils des méde- » cins de la ville. La médecine est comme les autres scien-

Si tout médecin est obligé d'acquérir le titre de docteur, il est à craindre qu'une foule de commu-

---

» ces; il n'est pas nécessaire que tous ceux qui l'appli-
» quent en possèdent scientifiquement l'ensemble et les
» principes, et pour remettre une jambe, pour saigner à
» propos dans une pleurésie, il n'est pas plus nécessaire
» d'être un Haller ou un Boerhaave, qu'il ne faut être
» un Archimède pour arpenter un champ, ou un Newton
» pour calculer un almanach.

» Mais, Messieurs, c'est ne rien dire que d'affirmer que
» ces médecins d'un ordre secondaire ne laisseront pas
» que d'être utiles; une chose non moins certaine, c'est
» qu'ils sont indispensables; qu'ils l'ont toujours été;
» qu'ils le seront toujours; en sorte que, quelques bornes
» que puisse avoir leur utilité, encore faut-il en tirer
» parti, ou condamner le peuple à se jeter dans les bras
» des plus misérables charlatans. On vous a représenté
» les officiers de santé comme une invention révolution-
» naire. Le nom est nouveau, il avait été imaginé par
» cette manie d'égalité qui ne voulait pas même de dis-
» tinction entre le savoir et l'ignorance, mais la chose
» n'est pas nouvelle. Il existait de ces médecins sous les
» titres de chirurgiens, de maître en chirurgie, et de
» barbiers; ils se formaient dans des écoles infiniment plus
» nombreuses que celles que l'on nous reproche de vou-
» loir conserver; les grandes villes possédaient des collé-
» ges royaux de chirurgie pourvus chacun de cinq ou six
» professeurs; une communauté de chirurgiens était éta-
» blie dans toutes les villes qui avaient un évêché, un
» bailliage ou une sénechaussée, et chacune de ces com-
» munautés était tenue de nommer trois ou quatre de ses

nes rurales, de lieux pauvres et écartés, manquent des secours de la médecine : il faudrait en effet

---

» maîtres pour faire des leçons aux apprentis. Ainsi la
» France avait dans l'ancien régime plus de deux cents
» écoles secondaires, et des écoles qui n'enseignaient que
» la chirurgie, quoique les élèves qui en sortaient fus-
» sent continuellement obligés de pratiquer la médecine.
» Or chacun se souvient que c'étaient ces petits chirur-
» giens qui peuplaient seuls les campagnes ; ils ne va-
» laient pas, à beaucoup près, les bons officiers de santé
» d'aujourd'hui, qui au moins ont eu des leçons sur la
» médecine interne ; ceux que nous voulons former leur
» seront bien supérieurs encore, puisqu'ils auront été te-
» nus de pratiquer ces leçons au lit des malades.

» S'il avait été possible que des docteurs en médecine
» se fixassent dans les bourgs et dans les villages ; les
» moyens d'en former ne manquaient certainement pas.
» Votre noble Rapporteur vous l'a dit ; « quinze facul-
» tés de médecine sur dix-huit offraient le bonnet de doc-
» teur à bon marché, et plusieurs l'offraient à bon marché
» dans tous les sens ; rien n'était plus facile que leurs exa-
» minateurs. Pourquoi donc ne s'y présentait-on pas ?
» pourquoi, deux ou trois exceptées, étaient-elles déser-
» tes ? par les mêmes raisons qui rendraient désertes
» celles que l'on voudrait ériger aujourd'hui.

» La commission vous a fait un tableau éloquent de
» l'élévation et de l'étendue de l'art de la médecine. Nous
» applaudissons de bon cœur à tout ce qu'elle en a dit ;
» nous enchéririons encore sur elle s'il était possible : rien
» ne nous paraît plus admirable qu'un médecin qui serait
» ce qu'il devrait être. Un vrai médecin est un homme,

une résignation surhumaine ou le plus haut degré de philanthropie pour qu'après plusieurs an-

---

» qui préparé par des études sévères dans les lettres et » dans les sciences, possédant les langues anciennes, et » les auteurs classiques, a approfondi les deux plus grands » problêmes de la nature, le cœur et le corps de l'homme; » il doit s'élever à toutes les hauteurs de la métaphysi- » que, à ce qu'elle a de plus incompréhensible, l'union de » l'âme et du corps. Il doit connaître tous les replis, tou- » tes les bizarreries du cœur; il doit savoir compatir à ses » faiblesses, en deviner les secrets et les garder; dans la par- » tie purement physique de ses travaux, il embrasse encore » la science la plus compliquée de toutes; celle à laquelle » la plus longue vie suffirait à peine; celle de tous ces in- » nombrables ressorts qui agissent et réagissent dans le » corps animé, des rapports qui les unissent, des causes » qui président à leur action, qui l'affaiblissent ou l'exal- » tent outre mesure; il faut enfin qu'il soit chimiste, na- » turaliste, physicien. On est véritablement effrayé de » tout ce qu'un vrai médecin doit savoir : du temps, des » efforts qu'il doit consacrer à son objet; et l'on n'est pas » moins en admiration devant le courage de ceux qui en- » trent dans cette carrière, que devant le génie et le talent » de ceux qui parviennent à y réussir.

» Maintenant, Messieurs, est-il naturel d'espérer qu'un » homme élevé à ce degré au-dessus de ses semblables, » qu'un homme qui trouve à peine, dans la société la plus » distinguée, à converser, à placer ses idées, veuille se » confiner à la campagne, au milieu d'êtres hors d'état » de comprendre son langage, réduit à vivre avec lui » seul, loin de tout ce qui avait fait le charme et le bon-

nées d'études difficiles et dispendieuses, un docteur allât se confiner au milieu de populations ignorantes et misérables. L'académie de médecine n'a pu se dissimuler cette objection; aussi pour y répondre, propose-t-elle sérieusement de créer des

---

» heur de sa jeunesse? n'est-il pas tout simple, au con-
» traire, qu'il aime mieux végéter dans une ville où il
» peut du moins occuper son esprit, que de s'établir dans
» une campagne où il n'aurait que quelques avantages
» lucratifs?

» Mais, encore, Messieurs, ces avantages quels seraient-
» ils? Et ici je dois entrer dans des considérations qui,
» pour être moins nobles, n'en sont pas moins légitimes.
» Les avances considérables qu'un docteur est obligé de
» faire pendant douze ou quinze ans, au moins, que doi-
» vent nécessairement durer ses études littéraires et scien
» tifiques, son séjour dans une grande ville, les frais de
» ses inscriptions, de ses examens, des cours particuliers
» qu'il est toujours obligé de suivre pour suppléer à
» ces improvisations éloquentes tant vantées, mais si peu
» utiles pour une instruction solide, ces avances, disons-
» nous, trouveront-elles la juste compensation qui leur
» est due dans les misérables rétributions que peuvent lui
» offrir les ouvriers des campagnes?

» La commission reconnaît elle-même que l'on ne peut
» espérer de donner des docteurs aux campagnes, puis-
» qu'elle propose d'établir une classe de médecins secon-
» daires, qu'elle nomme *licenciés*. Que seraient ces licen-
» ciés, qui n'auraient ni l'instruction littéraire, ni l'instruc-
» tion scientifique préalable, sinon les officiers de santé?
» Le nom ne change pas la chose. »

médecins cantonnaux, c'est-à-dire, de solder aux frais de l'état ou du public des médecins, comme on salarie les ministres des cultes, comme on paie des instituteurs primaires, sous prétexte que le gouvernement, qui doit l'instruction et le bonheur aux peuples, leur doit le plus précieux des biens, la santé? On aurait peine à croire à de tels projets s'il n'était facile de voir, à l'aide de quels sophismes on a pu s'y trouver conduit. Les gouvernemens, selon certaines théories qui, pour être en faveur aujourd'hui, n'en sont pas moins absurdes, seraient pour les gouvernés comme une seconde providence; ils leur doivent l'instruction, la subsistance, le bien-être, et s'ils ne jouissent point de tous ces avantages, le gouvernement est mauvais et coupable. Doctrines insensées, erreurs d'autant plus dangereuses qu'elles ont séduit les esprits les plus généreux et les plus éclairés, à la tête desquels personne, quelle que soit l'injustice de l'esprit de parti, ne se refusera de placer M. le ministre actuel de l'instruction publique.

S'il était vrai que le gouvernement fût dans l'obligation de pourvoir à tous les besoins matériels et moraux des gouvernés, nul doute que la prétention des médecins de se faire salarier par l'État, ne fût fondée, et que la création de médecins ruraux et cantonnaux ne parut la conséquence logique et rigoureuse du principe. Mais une telle prétention ne peut soutenir un examen sérieux. Je ferai voir ailleurs (1) que la principale obligation des gouvernemens envers les peuples, le seul devoir peut être qui leur soit rigoureusement imposé, est de maintenir la paix publique, œuvre difficile, et qui finira par devenir impossible, si dans le pouvoir institué pour la protéger et la défendre, la société abusée s'obstine désormais à ne voir qu'un ennemi.

On fait grand bruit, tout-à-l'heure, de la dignité du médecin; et s'il fallait en croire les détracteurs des officiers de santé, notre profession serait singulièrement rehaussée dans l'estime du public, si tous les médecins étaient docteurs, comme si ce titre prodigué ne perdra point s'il en conserve encore, de la considération qui s'y trouve attachée, comme s'il ne sera point abaissé par cela même qu'il n'existera plus de titre inférieur, et lorsque par la force des choses tout docteur à l'avenir devra se livrer à la pratique de toutes les parties de son art, de celles-là même qui peuvent être l'occupation des simples gardes-malades, poser des sangsues, panser des vési-

(1) De la Population dans ses rapports avec la nature du Gouvernement. (*Ouvrage sous presse.*)

catoires, exécuter plusieurs opérations manuelles actuellement abandonnées aux officiers de santé. Mais j'entends les déclamateurs triviaux dont les réunions médicales abondent, proclamer que rien n'est ignoble de tout ce qui peut contribuer au soulagement de l'humanité souffrante et ceux d'entre eux qui connaissent Térence, répéter après lui : « *Homo sum et nil humani à me alienum puto !* »

Ici devrait se terminer cet écrit, si je me bornais à réfuter les assertions erronées dont les officiers de santé ont été l'objet; mais à cette occasion diverses questions ont été soulevées, elles sont relatives à la police de la médecine ainsi qu'à son enseignement : il ne sera donc point hors de propos d'accorder quelques instans à leur examen.

On a vu précédemment que si la considération due aux médecins était aujourd'hui moindre que jadis, il fallait s'en prendre à la multitude des individus qui encombrent la carrière de la médecine, et aussi que leur excessive multiplication résultait nécessairement de l'accroissement de la population et de l'esprit actuel de la société. Nous allons voir les mêmes causes pousser les hommes de notre art dans la carrière aventureuse des changemens et des réformes.

§. II. *Police médicale.*

Nous avons montré combien était peu fondé l'espoir des médecins se promettant de la suppression des officiers de santé un notable accroisement de dignité et d'aisance. De nouveaux réglemens concernant la police médicale seraient-ils, comme semblent le croire plusieurs d'entre eux, un moyen également assuré d'acquérir de la considération et de la fortune? Pour voir combien une telle espérance est vaine, il suffira d'accorder quelques instans à l'examen des singulières dispositions proposées par l'Académie Royale de médecine poursuivant ce but chimérique. S'il faut en croire son organe, l'auteur du rapport relatif à l'organisation de la médecine, il suffirait pour cela de les grever d'un nouvel impôt auquel on donnerait le nom de droit d'exercice, impôt proportionné à la population des lieux où ils exercent; puis de les soumettre à la juridiction disciplinaire de conseils médicaux qui, ne les dérobant point à l'action des tribunaux ordinaires, leur imposeraient par privilège des châtimens et des peines à raison de certaines fautes que les lois ne spécifient point et ne peuvent atteindre. Pour ajouter à la bizarrerie de semblables mesures, dont le moindre défaut sans doute est d'être diamétralement opposées au but qu'en apparence l'on se propose, ces tribunaux d'exception destinés à régenter le corps médical, et le soumettre au joug de la discipline, seraient pour un tiers composés d'apothicaires : comme si, ce n'était point assez d'avoir élevé la pharmacie au niveau de la médecine, celle-ci se trouverait à son tour soumise à une profession qui lui fut long-temps subordonnée. En effet des neuf membres composant le conseil médical de chaque département, les trois pharmaciens tenant boutique et par là même sédentaires, formeraient le plus souvent la majorité du conseil, et dicteraient ses arrêts, mille cas imprévus, inhérens à l'exercice de la profession de médecin, pouvant en éloigner momentanément plusieurs de leurs confrères. Il en serait de ces conseils comme de l'Académie de médecine, où depuis la réunion des trois grandes sections, en lesquelles ce corps était primitivement divisé, les pharmaciens dictent véritablement les décisions et décident la majorité. J'ignore si le plus grand nombre de nos confrères se soumettrait sans murmure à ces dispositions onéreuses ainsi qu'à cette juridiction humiliante; j'en doute pour tout homme qui a dans le caractère quelque chose de cette dignité, dont on parle tant sans la connaître :

quant à moi, je suis bien résolu si jamais notre profession pouvait être à ce point avilie, de renoncer à sa pratique, et me renfermant exclusivement dans l'exercice de mes fonctions publiques d'exiger que mon nom ne soit point inscrit sur la liste.

S'il était vrai cependant que dans l'exercice de leur profession, les médecins se rendissent coupables de certains délits que les lois n'auraient pu prévoir, et qui par conséquent se dérobent à l'action nécessaire de la justice, il faudrait bien pour défendre contre eux la société menacée créer de nouvelles peines, et instituer de nouveaux juges ? J'ai long-temps cherché quels pouvaient être ces fautes condamnables, ces crimes ignorés, dont le châtiment et la répression exigeraient des tribunaux exceptionnels, appelés conseils médicaux ou de discipline, et j'ai enfin entrevu quelles pourraient être les matières déférées à ce nouveau tribunal d'honneur, sans deviner toutefois quelles peines réelles il pourrait infliger aux individus soumis à sa juridiction.

Il est des médecins qui font de leur science, un emploi que repousse la délicatesse: l'un d'eux connaissant à des signes certains, les victimes désignées de la phthisie pulmonaire, les rechercherait en mariage, et par trois alliances de cette espèce, se faisant assurer des avantages matrimoniaux arriverait en peu d'année à la fortune ; le conseil médical, appellerait-il dans son sein ce confrère peu délicat pour l'admonester, le réprimander ou le censurer, bien entendu à huis-clos, car s'il allait jusqu'à la censure publique, quelle puissance humaine pourrait empêcher l'offensé de récriminer et de poursuivre comme diffamateurs, par devant les tribunaux ordinaires, des confrères souvent injustes et rarement désintéressés.

Un autre médecin abaisse à dix sous le taux de ses visites, et, placé au centre d'un quartier populeux, arrive par ce moyen à l'aisance; ses confrères jaloux le dénoncent au conseil médical comme ravalant la dignité de sa profession ; les juges lui infligeront-ils l'avertissement, l'admonition, la censure ou la réprimande ? mais le libre exercice de l'industrie est un des fondemens de notre droit public; autant vaudrait censurer ces jeunes médecins savans et ingénieux qui viennent de doter l'art de journaux à bon marché, et, pour six francs par année, nous tiennent parfaitement au courant de ses progrès?

Il est malheureusement trop avéré que certains de nos confrères reçoivent des pharmaciens qu'ils achalandent, un tribut périodique. Quel moyen d'atteindre et de détruire cet abus invétéré? Les conseils médicaux auraient-ils quelqu'action disciplinaire sur ce fait insaisissable?

Manderont-ils à leur barre ce pharmacien qui joint à son industrie le commerce du chocolat, malgré le préjugé du public contraire au chocolat des apothicaires dont le cacao pourrait, selon bien des gens, avoir été préparé pour la fabrication des suppositoires. Ce pharmacien, s'il était membre de l'académie royale de médecine et qu'il eût inscrit ce titre sur la devanture de son officine, aurait-il dérogé à sa dignité, et si le conseil lui infligeait quelque peine, croirait-il devoir s'y soumettre?

Les individus inscrits sur la liste générale des médecins ayant droit d'exercer, pourront-ils annoncer leur nom et leur qualité par une enseigne sans craindre qu'on ne les punisse pour avoir manqué à la dignité médicale; mais il eût fallu spécifier d'avance ces actions, selon vous condamnables, et rédiger un nouveau Code pénal avant de fonder des institutions chargées d'en connaître!

Une nouvelle doctrine médicale, née de nos jours en Allemagne, se propage et menace de tout envahir. Le professeur Hahnemann, avec plus d'esprit et de finesse qu'on n'en accorde à ses compatriotes, voit qu'il n'a manqué aux naturistes, c'est-à-dire aux partisans de la médecine expectante, pour l'emporter sur toutes les sectes rivales, que de parler à l'imagination des malades ; il imagine alors la médecine *homœopathique*, à l'aide de laquelle on vient à bout de leur persuader que la millionième partie d'un grain d'une substance quelconque, est capable d'exercer sur leur économie une action puissante pourvu qu'ils veuillent se soumettre à son usage long-temps continué. Mortelle pour le pharmacien, cette doctrine doit rencontrer dans les pharmaciens de redoutables adversaires, et si des conseils médicaux disciplinaires venaient à être établis, tout médecin homœopathe courrait grand risque pour la moindre peccadille, d'encourir au moins l'admonestation.

Croirait-on que les herboristes, ces pharmaciens primitifs qui, aux temps de la médecine antique, suffisaient à Hippocrate et lui fournissaient les armes d'une thérapeutique aussi simple qu'efficace, croirait-on que les herboristes se trouvent proscrits dans les projets de nos novateurs, et qu'ils ont été offerts en holocauste aux apothicaires, jaloux de s'emparer exclusivement de cette faible branche de commerce?

On devine de suite que la demande de leur suppression a été dictée par le sentiment d'une juste réciprocité, et qu'ayant fortifié de leur suffrage le vœu des médecins qui réclamaient la suppression des officiers de santé, les pharmaciens devaient obtenir en retour la proscription des herboristes. Espérons que, vus d'une certaine hauteur, de pareils tripotages inspireront de la pitié.

Réunir tous les médecins d'un département dans un même collége, faire de tous les médecins de la France une seule corporation, à la tête de laquelle se trouverait placé un conseil médical supérieur, sorte de tribunal d'appel, destiné au jugement de ces cas mal déterminés et pour la plupart insaisissables, à l'examen desquels nous nous livrions tout-à-l'heure, ne serait pas seulement une mesure inutile et superflue, elle serait éminemment dangereuse. Je ferai voir ailleurs que les corporations, utiles dans le moyen âge pour la défense des intérêts du faible contre le puissant, sont de nos jours naturellement hostiles au gouvernement établi, et que, formées primitivement dans un but défensif, elles sont, par la force des choses, devenues essentiellement aggressives. L'administration, en les créant, ou même en se bornant à les favoriser, ne fait qu'enrégimenter ses adversaires. Qu'elle n'oublie jamais que de la classe nombreuse des médecins sans malades et des avocats sans cause sont sortis jadis les Marat et les Robespierre ; et dans ce moment où je trace à la hâte quelques lignes pour la défense d'une profession à laquelle j'ai consacré ma vie tout entière, et que d'ignorans sophistes veulent priver de ses avantages et d'abord de son indépendance, le plus précieux de tous, nos yeux ne sont-ils pas affligés du spectacle des avocats, de toutes parts ameutés contre le gouvernement et la magistrature; le moindre d'entre eux soulevant tout son ordre à la faveur de l'esprit de corporation, et les chefs de chaque barreau de France levant contre les magistrats, le symbole de leur autorité, ces *bâtons* qui leur ont été confiés pour diriger leurs confrères.

Réunis en corps, les hommes qui exercent l'art de guérir, pour être en général moins bruyans et moins diserts, n'en seraient pas moins redoutables. Tout moyen de répression manquerait dans le cas de certaines tentatives, car il n'en est point d'un médecin, comme d'un avocat auquel un tribunal injurié peut interdire la plaidoirie.

Je ne pense pas qu'il soit nécessaire d'épuiser un tel sujet; l'administration ne peut songer à se créer des obstacles, et à réunir des hommes qui, sous prétexte de l'éclairer, ne seraient pour elle qu'un embarras.

§ III. *Enseignement.*

La seule chose touchant laquelle l'opinion des hommes qui cultivent la médecine, soit à peu près unanime, est l'état actuel de l'enseignement. Tous s'accordent à reconnaitre l'incontestable supériorité des écoles de médecine sur tout ce qui existait jadis en ce genre : établies depuis au moins quarante années, à peu près à la même époque où furent fondées l'école polytechnique et d'autres institutions libérales, elles se sont maintenues inébranlables au milieu de nos révolutions politiques, et ont répandu sur la médecine français le plus vif éclat. La révolution de 1830 ne peut songer à détruire ce que la restauration et l'empire ont respecté, car ce dernier n'avait fait que changer la dénomination des écoles de santé, créées par la république, en les faisant entrer comme facultés dans l'organisation générale de l'enseignement. Les auteurs des nouveaux projets relatifs à la médecine n'ont donc point proposé la destruction de ce qui existe, mais ils s'efforcent d'y introduire des changemens dont il me reste à démontrer les inconvéniens et le danger.

D'abord les trois facultés existantes ne suffisant pas, dit-on, aux besoins de l'enseignement; on propose de créer trois facultés nouvelles, comme s'il n'était public et notoire, que des trois facultés de Paris, Montpellier et Strasbourg, la première seule prospère et suffit à ses dépenses, tandis que les recettes de la faculté de Montpellier s'élèvent à peine à la somme nécessaire à son entretien, et que la faculté de Strasbourg charge, chaque année, le budget universitaire de frais si considérables qu'ils eussent peut-être déterminé sa suppression s'il n'était important et convenable de conserver aux limites de la

France et sur les confins de l'Allemagne une école où nos voisins d'outre-Rhin venaient jadis, et reviendront quelque jour sans doute puiser une instruction variée autant que solide, et cultiver des relations de bon voisinage.

Voulez-vous connaître le motif principal invoqué en faveur de la création de trois nouvelles facultés de médecine? Ce motif est si singulier, qu'on ne l'imaginerait jamais, et que ceux à qui on le fera connaître, refuseront d'y croire. Ce motif, c'est la liberté de l'enseignement. Mais laissons parler le rapporteur de l'Académie royale de médecine. « Un fait *immense*, *impé-*
» *rissable*, parce qu'il résulte des progrès de
» la civilisation, *imprescriptible*, parce qu'il
» a surgi à la suite du plus glorieux des hauts faits
» du corps social, *irréfragable*, parce qu'il a été
» proclamé par l'un des actes les plus imposans de
» l'état politique, etc. (1); c'est la liberté de l'ensei-
» gnement » page 10 du rapport. Qui ne croirait qu'à la suite de cette amplification boursouflée, l'on va proposer de livrer l'enseignement de la médecine à la libre concurrence, en consacrant le droit qu'a chacun d'enseigner, et en détruisant tout ce qui existe : point du tout, on propose sérieusement à l'administration d'établir,

(1) Si les Trissotins et les Diafoirus renaissaient aujourd'hui, bien dignes de notre époque de transition et de progrès, où pour mieux dire d'intrigue et de bavardage, s'exprimeraient-ils d'une autre manière?

aux frais de l'état, trois écoles dispendieuses, dont les destinées sont faciles à prévoir, si l'on en juge par l'état actuel des trois facultés existantes.

A mesure que les communications des provinces avec la capitale deviennent plus faciles et plus rapides, Paris et les établissemens qu'il renferme, attirent tout à eux, et plus nous avançons en ce genre dans la carrière du progrès, plus cette centralisation, dont on se plaint, et dont il n'est pas en ce moment de notre sujet d'examiner les inconvéniens et les avantages, devient excessive. Que serait-ce, si dans l'avenir, par suite de l'établissement des chemins de fer, les communications, déjà si aisées, avaient lieu avec une économie et une célérité incalculables? Aucune école, aucun établissement d'instruction publique, ne pourrait plus subsister hors de la capitale; et malgré le mérite de leurs professeurs, l'existence des facultés de médecine de Montpellier et de Strasbourg déjà languissante, se trouverait évidemment compromise. Celle de Paris où affluent aujourd'hui, de toutes les parties de la France et de l'étranger, près de trois mille élèves, celle de Paris, dont les spacieux amphithéâtres deviennent insuffisans pour la foule qui s'y presse, frapperait toutes les autres d'une mort certaine.

La création de trois nouvelles facultés de médecine serait donc, dans l'état actuel de l'enseignement, une chose absurde; et à quelque degré d'aveuglement que puisse conduire l'intérêt de localité, il aurait peine à la provoquer. Cette création, si elle était possible, irait d'ailleurs directement contre le but qu'on se propose, de diminuer le nombre trop considérable des médecins, en favorisant leur réception et leurs études, en facilitant l'entrée du temple déjà encombré d'adorateurs.

Faut-il ajouter aux épreuves légales destinées à constater la capacité des docteurs en médecine, et surtout serait-il utile d'adjoindre dans ce but, aux membres des corps enseignans, les médecins de la ville et de la banlieue, dans les endroits où les facultés sont établies. Mais d'abord, pourquoi établir en leur faveur cet exorbitant privilège? pourquoi un praticien de la rue des Marmousets, ou du village des Batignoles, viendrait-il, souvent incapable, statuer sur la capacité des médecins français ou étrangers, qui ont fait leurs études dans la première faculté du royaume. Si quelque rétribution, si quelqu'avantage se trouvait attaché à une telle fonction, cela deviendrait infailliblement un motif pour que les médecins continuassent à rester entassés dans la capitale, où leur nombre vraiment excessif et hors de toute proportion avec les besoins de la société, demande que l'administration mette en usage tous les moyens convenables pour le réduire. D'ailleurs, introduire parmi les examinateurs des individus étrangers à l'enseignement serait enlever aux examens probatoires toute difficulté, et par conséquent toute valeur. Qui ne sait que pour bien interroger, c'est-à-dire exercer l'art difficile d'accoucher les esprits, il faut avoir l'habitude de l'enseignement. Combien de fois, dans les jurys de concours aux places de médecin et de chirurgien dans les hôpitaux, associé à des confrères instruits du reste et fort estimables, ne les avons-nous pas vu poser des questions qui, mal définies, embrassaient une multitude d'objets dans leur vague généralité, en sorte qu'elles étaient à-peu-près également traitées par les concurrens faibles et capables, les premiers éludant sans peine les difficultés d'une question peu précise, proposée par un homme étranger aux notions exactes de la matière.

J'aurais encore beaucoup à dire, mais j'avais dessein d'écrire quelques pages, et je serais entraîné à publier un volume. Nous avons vu que la suppression des officiers de santé et la réunion, en un seul ordre, de toutes les personnes vouées à la pratique de l'art de guérir, paraissait d'une utilité douteuse; que tous les plans de police médicale, toutes les modifications proposées dans l'enseignement de la médecine étaient impraticables et absurdes; mais lors même que toutes ces innovations seraient avantageuses, resterait encore à débattre l'importante question de l'opportunité d'une loi réformatrice de celle du 19 ventose an XI, relative à l'exercice de la médecine. Le moment actuel est-il heureusement choisi pour s'occuper de semblables projets, quand même ils auraient quelque chose d'urgent et d'indispensable? Fera-t-on mieux aujourd'hui qu'en 1803, époque à laquelle on jugea peu prudent de réunir en corporation la classe des médecins, plus nombreuse que celle des avocats, moins bruyante peut-être, mais également rebelle au joug salutaire de la discipline? Y a-t-il plus de force dans le pouvoir et dans les conseils autant de lumières? Est-il possible de fonder des institutions durables, lorsqu'obligé de remédier chaque jour aux conséquences qui découlent de son principe, le gouvernement se trouve sans cesse aux prises avec les factions qui l'attaquent avec impunité et bravent audacieusement les lois impuissantes; lorsqu'à la vue de si déplorables excès, les plus vieux et les plus constans amis d'une liberté sage, se demandent avec inquiétude si les temps sont arrivés, où il serait nécessaire que le despotisme vînt saisir et rassembler dans sa main puissante les liens sociaux, près de se rompre et de se désunir?

FIN.

www.ingramcontent.com/pod-product-compliance
Lightning Source LLC
LaVergne TN
LVHW012018160826
845678LV00002B/893

* 9 7 8 2 3 2 9 6 5 9 9 1 6 *